DE

L'ACIDE ARSÉNIEUX

DANS SES APPLICATIONS A LA THÉRAPEUTIQUE

DE LA CARIE DENTAIRE

PAR

Anthelme COMBE,
Docteur en médecine de la Faculté de Paris.

PARIS
V. ADRIEN DELAHAYE et Cie LIBRAIRES-EDITEURS
PLACE DE L'ÉCOLE-DE-MÉDECINE

1879

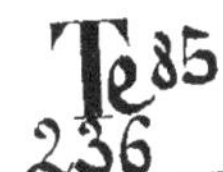

DE

L'ACIDE ARSÉNIEUX

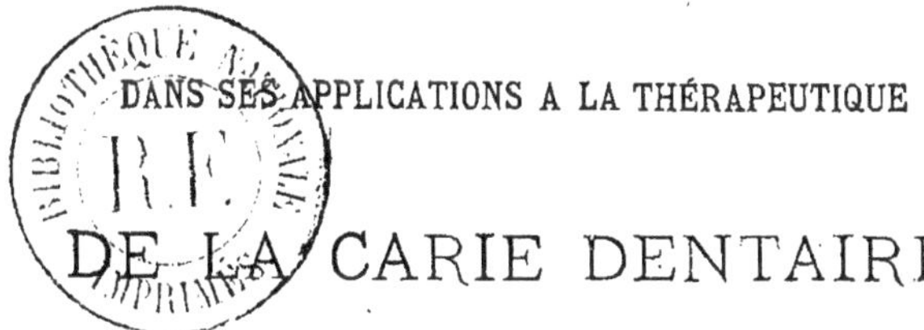

DANS SES APPLICATIONS A LA THÉRAPEUTIQUE

DE LA CARIE DENTAIRE

PAR

Anthelme COMBE,
Docteur en médecine de la Faculté de Paris.

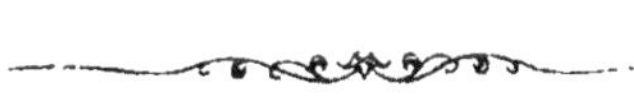

PARIS
V. ADRIEN DELAHAYE et Cie LIBRAIRES-EDITEURS
PLACE DE L'ÉCOLE-DE-MÉDECINE

1879

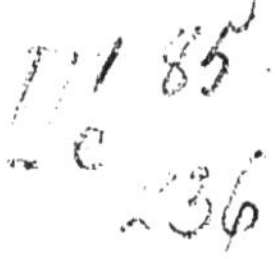

DE

L'ACIDE ARSÉNIEUX

DANS SES APPLICATIONS A LA THÉRAPEUTIQUE

DE LA

CARIE DENTAIRE

INTRODUCTION

Dans le cours des études que nous poursuivons auprès de notre maître le Dr Magitot, nous l'avons entendu maintes fois nous signaler les lacunes considérables qui subsistent dans l'histoire les maladies de la bouche et des dents. Il ne nous était donc pas difficile de trouver un sujet intéressant sinon par son originalité absolue, du moins par l'importance des indications cliniques et thérapeutiques. Nous nous sommes arrêté à cette question de l'acide arsénieux, parce que nous n'avons trouvé sur ce sujet aucun travail antérieur et que nous avons pu recueillir un certain nombre de faits, d'accidents plus ou moins graves survenus à la suite de l'application de cet agent.

Notre faible expérience ne nous donnait pas toujours l'autorité suffisante pour traiter des questions qui exigent une longue pratique, nous avons eu recours souvent aux conseils éclairés de notre maître.

Après avoir donné un aperçu historique et indiqué quelques propriétés physiques et chimiques de l'acide arsénieux, nous dirons ce que nous avons pu recueillir de l'action physiologique de cet agent sur les divers tissus de l'organe dentaire.

Nous étudierons avec attention les indications qui nécessitent son emploi ; nous nous arrêterons assez longuement sur le procédé opératoire, et nous publierons enfin la relation de quelques accidents graves dus à l'emploi inconsidéré de ce caustique délicat à manier.

De cet exposé, nous essaierons de tirer des conclusions rigoureuses.

Mais avant de commencer ce travail, nous considérons comme un devoir d'exprimer hautement notre reconnaissance envers M. Magitot pour l'extrême faveur avec laquelle il nous laisse puiser à son école ses précieux conseils et ses féconds enseignements.

HISTORIQUE

L'acide arsénieux est connu depuis l'antiquité.

Dioscoride (1) et Pline (2) lui attribuaient déjà des propriétés irritantes, corrosives et toxiques ; il servait de caustique, de dépilatoire, de parasiticide.

Celse (3) et Galien (4), puis les Arabes, Rhazès (5) et Avicenne (6), tiennent à peu près le même langage.

Nous ne voulons pas suivre l'arsenic dans ses diverses applications comme caustique, qu'il nous suffise de rappeler les succès de la pâte du moine Jean Baseilhac en religion frère Côme (1703-1781), qui garda longtemps secrète sa préparation, dont les éléments ne furent connus qu'après que l'attention eut été éveillée par de nombreux accidents survenus à la suite de son emploi par des empiriques.

Ces pâtes caustiques donnèrent lieu à des accidents même entre les mains des médecins.

Parmi les faits nombreux qu'on pourrait citer, nous rappelons celui relaté par Gibert d'un malheureux qui périt à l'Hôtel-Dieu, en 1818, en proie à tous les accidents de l'empoisonnement, au dixième jour de l application sur un ulcère cancéreux de la joue de la poudre de Rous-

(1) περι της ιατρικης, lib. V, cap. 121, 122.
(2) Histor. natural, lib. XXXIV, cap. 18.
(3) De re medica, lib. V. cap. 5.
(4) Galien. De simp. med. faculti. passim
(5) De re medica, lib. III, cap. 33.
(6) Canon, lib. XI, tract 11, cap. 49.

selot (qui n'est qu'une modification de la pâte du frère Côme avec excès d'arsenic) (1).

Fernel Fabrice de Hilden, Morgagni, Desgranges, Dugas rapportent des faits du même genre.

Roux (2), donne l'observation intéressante d'une jeune fille morte à la suite d'une application de pâte arsenicale sur le sein, faite par lui-même.

Voici la formule de la pâte du frère Côme :

Acide arsénieux.	1	gramme.
Cinabre porphyrisé.	5	—
Eponge torréfiée pulvérisée. .	2	—

Nous ne ferons que signaler la vogue qu'eurent un instant ces préparations arsenicales pour détruire les tumeurs cancéreuses, la préférence qui leur fut accordée sur les sels de mercure pour le traitement du chancre phagédénique (3), et nous allons essayer de trouver l'origine de la première application de l'acide arsénieux à la thérapeutique dentaire.

L'idée de détruire la pulpe dentaire par les caustiques en général est déjà ancienne :

Ambroise Paré (4) fait mention de la destruction de la pulpe.

Hunter (5) dit qu'il faut détruire *le nerf* avec l'acide

(1) Dict. de médecine et de chirurgie, édition Baillière, 1865, t. III, p. 123.

(2) Dict. de médecine et de chirurgie, tome III, p. 149.

(3) Tessier (J. V.) Remarques sur le traitement du chancre phagédénique et de quelques ulcères rebelles par l'arsenic, in Gaz. des hôpitaux, 1850, et Bullet. de thérap, tome XXXVIII, 1850.

(4) A. Paré, Lyon, chez Jean Grégoire, p. 395, MDCLXIV.

(5) Hunter, 1777, trad. Oudet, 1839, p. 94.

sulfurique, l'acide nitrique ou l'acide muriatique, ou de préférence avec le caustique commun.

Tomes (1), cite le passage suivant d'une brochure d'un certain Ruspini (2) : « Quand la carie apparaît, il faut l'ouvrir de main de maître jusqu'à la plus grande profondeur ; on peut en agissant ainsi découvrir *la corde de la dent* ; l'opération sera douloureuse, mais il n'en faut pas moins la détruire à l'aide d'un instrument, ou avec le cautère actuel, ou une liqueur caustique.

« On doit apporter beaucoup d'attention à cette opération, car si l'on ne détruisait pas *la dite corde* d'une manière complète, mais qu'on ne fît que la *piquer*, de vraies rages de dents en seraient la conséquence, aussi bien que l'inflammation et il deviendrait indispensable d'enlever la dent. »

En ce qui concerne l'acide arsénieux en particulier, son emploi remonte moins loin ; on s'est adressé à divers autres caustiques, à la pâte de Vienne, au chlorure de zinc, avant de s'arrêter à cet agent escharotique qui a pris et qui gardera le premier rang parmi les moyens thérapeutiques des maladies de la pulpe.

En 1848, J. Tomes, dans ses leçons à Middlesex de Londres (3), mentionne l'application de l'acide arsénieux à la pulpe dentaire. Il semble en rapporter la priorité à la pratique américaine et à cette époque ne lui attribue pas une origine éloignée.

A ce moment le savant auteur ne paraît pas avoir adopté cet emploi dans sa pratique personnelle, car il

(1) Tomes (John et Charles), 2e édit., trad. Darin, 1873, p. 370.

(2) Traité sur les dents, 1797.

(3) J. Tomes. A Course of lectures on Dental physiology and surgery, London, 1848, p. 268.

redoute des troubles gastriques par ingestion et quelques complications inflammatoires locales.

Nous ne pouvons considérer comme sérieuse l'idée que nous trouvons enregistrée dans un article du Dental Cosmos (1). D'après l'auteur de cet article, ce serait l'emploi du cobalt que faisait le Dr Arthur (de Philadelphie), qui aurait suggéré l'idée de se servir de l'arsenic, le cobalt étant presque toujours impur et renfermant alors des traces d'arsenic, mais on ne nous dit pas si c'était un sel de cobalt ou le cobalt métallique.

Nous n'apprécions pas davantage l'assertion émise dans le premier numéro d'une série d'articles dans le même journal (2), d'après laquelle la paternité de cette innovation thérapeutique doit revenir au Dr John Spooner, de Montréal.

Du reste, dans les deux cas dont nous venons de parler on ne trouve pas la date de l'année à laquelle remonterait ce premier emploi.

Nous sommes convaincu que ce procédé a été gardé longtemps secret par quelque empirique, et qu'il est tombé ensuite insensiblement dans la pratique courante

Il y a peut-être quarante années environ que l'on se sert de l'acide arsénieux pour cet usage particulier. Quelques industriels vendaient dès cette époque une pâte molle qu'ils débitaient sous le nom de « *pâte à tuer le nerf* ».

Les dentistes s'en servaient empiriquement sans en soupçonner sans doute la composition, mais une analyse chimique a pu donner les éléments de ce mélange qui se composait d'arsenic et de morphine associés à diverses substances inertes.

(1) Dental Cosmos, 1868, p. 386.
(2) Dental Cosmos, 1868, p. 351, Foster Flagg.

C'est d'ailleurs ainsi que M. Magitot a procédé et qu'il a trouvé la formule que nous donnerons plus loin, et qui est consignée dans son Traité de la carie des dents (1). Il faut donc arriver à M. Magitot pour trouver des indications nettes et précises sur l'usage de l'acide arsénieux sur son action physiologique et thérapeutique.

Les réserves que nous avons rencontrées dans l'ouvrage de Tomes cité plus haut (1848) ne se retrouvent plus dans la 2e édition de *Chirurgie dentaire* parue en 1873; ici le savant praticien proclame l'arsenic le premier de tous les agents caustiques qu'on peut employer pour détruire la pulpe, et formule à cet égard quelques règles d'emploi.

Les auteurs des ouvrages thérapeutiques antérieurs au livre de M. Magitot étaient muets sur ce sujet.

Gubler (2), Trousseau et Pidoux (3) n'en disent rien. Nous avons même constaté que la récente édition de l'ouvrage de ces derniers auteurs, revue par M. Constantin Paul, ne fait pas mention davantage de cette application thérapeutique de l'arsenic.

Depuis de nombreuses années déjà l'usage de cet agent médicamenteux est devenu général dans le traitement de la troisième période de la carie, et cependant cette application particulière est tellement inconnue de la plupart des médecins que les auteurs qui ont rédigé les articles « Arsenic et ses composés » dans les ouvrages les plus récents, tels que le Dictionnaire encyclopédique des sciences médicales (Dechambre), et le Dictionnaire

(1) E. Magitot. Traité de carie dentaire, 1872, p. 192, et Dictionnaire encyclop., t. III, p. 581.

(2) Gubler, 1867. Traité de Thérap. et de mat. méd.

(3) Trousseau et Pidoux, commentaires Thérapeutiques du Codex, 1867, p. 384.

de médecine et de chirurgie (Jaccoud), ne font nullement mention de cet emploi spécial.

Seul, l'article *Carie des dents* de M. Magitot reproduit les mêmes indications que celle du Traité de la carie.

Enfin, dans les derniers ouvrages de thérapeutique parus, tels que Rabuteau (1), Bouchut et Després (2), on n'a fait qu'emprunter quelques renseignements au traité de M. Magitot.

Même reproduction dans Nélaton revue par M. Péan (3).

Dans un chapitre spécial consacré aux maladies des dents, Follin et Duplay (4) se contentent de dire qu'en général pour combattre les odontalgies violentes, qui résultent soit de l'extrême sensibilité de l'ivoire, soit de la mise à nu de la pulpe, il faut recourir à la cautérisation, sans spécifier aucunement à quel genre de caustique il faut donner la préférence.

Tel est, en quelques mots, l'historique de l'application de l'arsenic à la carie dentaire.

PROPRIÉTÉS PHYSIQUES ET CHIMIQUES.

Synonymie. — Arsenic blanc. — Arsenic. — Chaux d'arsenic. — Fleur d'arsenic. — Mort aux rats. — Deutoxyde d'arsenic. — Oxyde blanc d'arsenic.

Définition. — L'acide arsénieux est un composé oxygène de l'arsenic qui a pour composition As^2O^3 et

(1) Rabuteau, 2e édition, 1875, p. 1027.
(2) Bouchut et Desprès, Dict. de thérap., 1877, p. 384.
(3) Nélaton, édition revue par Péan, 1879, t. IV, p. 590.
(4) Follin et Duplay, 1879, tome IV. fasc. IV.

qui se trouve placé par son degré d'oxydation entre l'acide arsénique As^2O^5 et un sous-oxyde dont l'existence n'est pas encore définitivement acceptée, mais dont la formule serait d'après de Bousdorff As^2O.

Toutefois, pour donner plus d'exactitude à l'interprétation des termes que j'emploie, je ferai remarquer que As^2O^3 est un anhydride et que l'étude que je vais faire sera celle de cet anhydride puisqu'on ne connaît pas l'hydrate arsénieux H^3AsO^3 et qu'on est encore réduit à en supposer l'existence dans les solutions aqueuses d'anhydride arsenieux.

Sources. — Presque tous les minéraux arsénifères contiennent de l'anhydride arsénieux; ce serait même, sous cette forme, qu'on rencontrerait, d'après M. Will, l'arsenic qui se trouve dans les eaux minérales ferrugineuses.

Aspect. — Ses deux formes. — Dans le commerce, il se présente généralement sous la forme de masses compactes offrant la blancheur opaque de la porcelaine; il a quelquefois un aspect vitreux. Ces deux aspects correspondent à deux situations différentes, car il est amorphe sous la forme vitreuse, et prend en devenant porcelaine une structure cristalline. Il est très fréquent de rencontrer ces deux états réunis sur un même fragment dont la partie périphérique est opaque blanche et cristallisée, et dont le centre est un noyau vitreux, qui, avec le temps, finit également par devenir opaque. Une température de 100° rend plus facile cette transformation qui est favorisée aussi par la trituration.

A ces deux états correspondent des densités différentes :

Etat vitreux D = 3,72
» opaque D = 3,70 (Dict. Dechambre).
Etat vitreux D = 3,7385 (Guibourt).
» opaque D = 3,689
Etat vitreux D = 3,738
» opaque D = 3,699 (Dict. Jacc...)

L'acide vitreux, à la température ordinaire, est trois fois plus soluble que l'autre, ou, plus exactement, le vireux dans 25 parties d'eau, l'opaque dans 80 parties, ce qui par parenthèse justifie le choix de l'acide arsénieux porcelainé pour l'emploi dans la bouche.

L'acide vitreux dissous à saturation dans l'acide chlorhydrique, étendu de son volume d'eau cristallise en produisant de la lumière, et, d'après Henri Rose, si le refroidissement est lent, le phénomène lumineux peut durer 48 heures. Les lueurs sont encore plus visibles si l'on hâte la cristallisation en agitant la solution. Si l'on emploie une solution d'anhydride porcelainé, la cristallisation ne s'accompagne d'aucun phénomène lumineux. Il est donc rationnel d'admettre que le passage de l'état amorphe à l'état cristallisé est la cause de cette production de lumière.

Ces deux formes offrent encore des différences, si l'on étudie leur solubilité dans l'alcool : on constate alors que la solubilité de l'anhydride vitreux augmente avec la richesse de l'alcool et que le contraire arrive pour l'anhydride porcelainé, ce qui justifiera encore l'emploi des liquides alcooliques pour imbiber les pansements chargés de caustique.

Cristallisation. — L'acide arsénieux cristallise ordinaire en octaèdres ou en tétraèdres, mais il peut aussi cristalliser en prismes. Wœhler a découvert la forme prismatique dans les produits de sublimation qui sont ordinairement constitués par des octaèdres et Debray (compte rendu, t. LVIII, p. 1209) a démontré que les cristaux prismatiques se formaient sous l'influence d'une température plus élevée qu'il n'était nécessaire pour la cristallisation octaédrique. Pasteur a obtenu des prismes rhomboïdaux avec une solution de potasse et d'anhydride arsénieux, forme cristalline de la poudre porphyrisée.

Propriétés physiques. — La densité de vapeur de l'acide arsénieux par rapport à l'hydrogène = 188, par rapport à l'air, 13,0 (Mitscherlich). J'ai donné plus haut les densités à l'état solide. L'acide arsénieux est volatil ; à la pression ordinaire, il se sublime sans se liquéfier ; mais, sous une forte pression et une température élevée, il se transforme en un liquide transparent.

Saveur. — La saveur ne se perçoit pas immédiatement, elle est âcre, un peu nauséabonde; on constate en même temps une légère constriction de l'arrière-gorge, et une augmentation de la salivation.

Odeur. — L'odeur est nulle, même avec une légère chaleur on ne peut lui en faire dégager ; mais si on met l'acide arsénieux en contact avec des charbons incandescents, on obtient une odeur alliacée qui est due probablement à la formation momentanée d'un sous-oxyde, car les vapeurs d'arsenic et d'acide arsénieux sont également inodores.

Réaction. — La réaction est peu intense et le papier bleu de tournesol est à peine rougi par la solution d'acide arsénieux.

Cette faible réaction acide est de nature à expliquer l'inocuité presque complète de cet agent sur le tissu de l'émail et de l'ivoire.

Solubilité.—Nous avons déjà vu que l'acide arsénieux se dissout dans l'eau, dans l'alcool, dans l'acide chlorhydrique ; il se dissout aussi dans l'ammoniaque. Les acides arsénique, phosphorique, sulfurique, augmentent la solubilité.

Propriétés chimiques. — La solution d'acide arsénieux traitée par l'eau de chaux donne un dépôt blanc, l'hydrogène sulfuré la colore en jaune, et cette dernière solution, sous l'influence de quelques gouttes d'acide chlorhydrique fournit un dépôt jaune de sulfure d'arsenic. La solution d'acide arsénieux dans l'ammoniaque donne avec le sulfate de cuivre un précipité vert qui n'est autre chose que le vert de Scheele. Si l'on traite par l'iode la solution d'acide arsénieux, on transforme ce dernier en acide arsénique et il se forme de l'acide iodhydrique. On devra donc éviter dans les applications à la carie la présence simultanée de l'arsenic avec la teinture d'iode qui s'applique dans quelques circonstances. Il en est de même avec le brome qui se transforme en acide bromhydrique.

Une lame de cuivre plongée dans une solution chlorhydrique d'acide arsénieux se recouvre d'un dépôt brillant d'arséniure de cuivre.

L'acide arsénieux traité par l'acide nitrique et par la

chaleur ne se transforme pas sensiblement en acide arsénique, tandis que cette oxydation se produit facilement avec l'eau régale.

En solution il réduit le tartrate cupro-potassique, il réduit aussi le chlorure d'or.

Avec l'acide chlorhydrique concentré et bouillant, il donne du chlorure d'arsenic.

Chauffé dans un tube en présence d'hydrogène naissant, il fournit de l'hydrogène arsenié : cette réaction est utilisée par l'appareil de Marsh.

L'anhydride arsénieux et l'anhydride sulfurique peuvent se combiner et donnent de petits cristaux que l'on rencontre parfois dans les produits du grillage des minerais arsénifères sulfurés.

Il se combine aussi à l'anhydride arsénique. (Bloxans.)

Il se dissout dans l'anhydride acétique en fournissant un liquide incolore et sirupeux.

Préparation. — Il se produit en grand par le grillage du mispikel ou arséniosulfure de fer et accessoirement avec les minérais d'étain, de cobalt et de nickel. On reçoit les vapeurs dans des canaux inclinés où elles se déposent à l'état de fleurs d'arsenic ou farine qu'on racle ensuite, ce qui est une source d'intoxication pour les ouvriers qu'on emploie à cette dangereuse opération. On sublime cette farine mélangée avec une petite quantité de potasse dans une chaudière en fonte surmontée de plusieurs cylindres de tôle qui aboutissent à une chambre où se déposent les vapeurs qui ne se sont pas condensées sur les parois des cylindres, mais ces dernières, transformées par la condensation en masses vitreuses et compactes, sont cassées au marteau et livrées au commerce. Nous avons déjà signalé le danger qu'il y avait à racler les fleurs d'arsenic, la distillation dans la chaudière de fer est aussi très dangereuse, car il arrive quelquefois que le fer de la chaudière en se combinant à l'arsenic métallique amène une perforation ; le produit tombe alors dans le foyer et d'abondantes vapeurs d'acide arsénieux se répandent dans l'atelier.

Usages. — L'acide arsénieux, outre ses usages thérapeutiques, est très employé dans l'industrie et l'agriculture. Il sert dans la fabrication du flint-glass à oxyder l'oxyde ferreux qui donnerait au verre une coloration verte ; on l'emploie dans la fabrication des verts de Scheele, de Schweinfurt, d'Allemagne ; il sert au chaulage des blés ; il fait partie du savon de Becœur, destiné à conserver les pièces d'histoire naturelle ; il sert enfin à la destruction de divers animaux nuisibles.

ACTION PHYSIOLOGIQUE.

Mis en contact avec un tissu vivant, l'acide arsénieux agit à la manière des caustiques, c'est-à-dire qu'il détermine suivant la dose, et suivant la durée de son application, des troubles inflammatoires variant d'intensité : au premier degré on n'observe qu'une inflammation légère pouvant se terminer par résolution, et au dernier terme nous trouvons la mortification réelle suivie d'élimination de la partie atteinte.

Sur un tissu mort l'acide arsénieux est sans action, L'eschare produite par ce caustique est molle, pultacée; aussi justifie-t-elle, au point de vue anatomique, l'expression de caustique fluidifiant que M. Mialhe a employée à l'égard de cet agent, tandis que son action qui se limite aux parties touchées le rapprocherait, au point de vue physiologique, des caustiques que l'on désignait autrefois sous le nom de coagulants. Cette apparente contradiction a fait mettre à part l'arsenic dans la classification des caustiques.

Quant au mode d'action intime de l'acide arsénieux nous avouons ne pas le connaître. Il ne semble pas en effet avoir une action destructive analogue à celle des autres caustiques qui agissent par des procédés chimiques mieux appréciables. Ainsi nous voyons le chlore désorganiser les tissus en leur enlevant leur hydrogène, la potasse en les saponifiant, l'acide nitrique en les oxydant, ou par son pouvoir électro-négatif déterminant la formation de composés basiques avec lesquels il peut se combiner. L'acide arsénieux aurait un mode d'action tout différent, il frapperait de mort la substance organisée en l'immobilisant, c'est-à-dire en formant avec ses éléments une combinaison stable la rendant impropre aux échanges nutritifs. Ce trouble nutritif, Trousseau et Pidon invoquent pour l'expliquer l'intervention d'une action réflexe (1). Et dans ses commentaires, Gubler s'exprime à ce sujet de la façon suivante (2) :

« L'arsenic, après avoir imprégné les éléments histologiques, respecte leur structure, seulement il s'oppose à l'échange de matériaux qui constitue l'essence de la

(1) Trousseau et Pidoux, page 395, 1875.
(2) Commentaires de Gübler, f° 434, 2e édition, 1874.

nutrition et provoque consécutivement l'inflammation ulcérative qui doit séparer le vif d'avec les parties mortifiées. En définitive, l'eschare produite par l'arsenic est une sorte de momification plus voisine de l'état asphyxique de la substance cérébrale, au début du ramollissement par thrombose artérielle, qu'elle ne l'est de la masse informe et anhiste, laissée par la potasse ou un autre caustique chimique aussi violent. »

Telle est la théorie imaginée par Gubler; mais pas plus que celle de Trousseau et Pidoux, elle ne saurait nous satisfaire. Ces théories ne semblent pas l'expression de faits bien constatés, mais paraissent plutôt des vues ingénieuses de l'esprit.

L'acide arsénieux n'est le plus souvent employé dans la thérapeutique dentaire qu'à la cautérisation de la pulpe; mais comme il peut être en contact immédiat avec toutes les parties des dents, il y a lieu d'examiner s'il n'altère pas l'émail et l'ivoire, et même si son action ne retentit pas jusque sur le périoste alvéolo-dentaire.

L'*émail* échappe à toute influence destructive que l'arsenic peut exercer sur les autres tissus. Cette résistance peut paraître singulière, car ce caustique détruit tous les tissus épithéliaux, les cellules épithéliales de la peau et des muqueuses, ainsi que les poils et autres productions de même nature; et l'on sait les relations qui existent entre l'émail et les tissus épithéliaux. C'est que l'émail n'est pas réellement un *élément*, mais un *produit* épithélial. En outre, par sa constitution particulière, la cohésion de ses prismes, la faiblesse des mouvements nutritifs qui s'y produisent, l'émail se trouve dans des conditions particulières de vitalité. Aussi comprend-on la resistance offerte par un tissu si peu vivant à un agent que nous savons sans action sur les tissus morts.

Quant à la *dentine*, elle ne réagit pas sous l'influence de l'arsenic d'une façon également énergique dans ses différentes parties : ainsi la substance fondamentale, masse dure, homogène, semble offrir une résistance égale à celle de l'émail, et les canalicules dont elle est creusée, véritables diverticulum de la la cavité centrale, ne présentent aucune altération de leurs parois. Au contraire, le contenu de ces canalicules, fibrilles nerveuses qui représentent les réelles terminaisons des nerfs dentaires, réagissent d'une façon très manifeste lorsqu'elles sont touchées par l'arsenic. C'est pourquoi nous distinguerons dans le mode d'action de l'acide arsénieux employé pour détruire la sensibilité dans la dentine, deux procédés :

1° Le caustique appliqué sur les extrémités de ces fibrilles mises à nu les cautérise, c'est-à-dire les détruit comme ferait le feu dans une étendue peu considérable. On obtient ainsi l'insensibilité parfois complète, mais temporaire de la partie touchée : au bout d'un jour ou deux en effet l'eschare tombe et découvre les extremités non atteintes par le caustique, la sensibilité reparaît, et il faut renouveler la cautérisation jusqu'à ce que les fibrilles aient été détruites dans la profondeur des canalicules assez loin pour n'être plus accessibles aux agents extérieurs.

2° Le caustique appliqué directement sur *la pulpe* la désorganise et fait disparaître avec elle la dernière trace de sensibilité dans toutes les parties de la dentine. C'est qu'en effet la pulpe, organe essentiellement vasculaire et nerveux, véritable papille, est la source de toute sensibilité dans les dents, puisque c'est d'elle qu'émanent les fibrilles qui, nous venons de le voir, vont à travers les canalicules de l'ivoire répandre la sensibilité dans toutes les directions. Touchée par l'acide arsénieux, la pulpe se comporte en présence de ce caustique comme les autres tissus analogues ; elle se ramollit et forme une masse brunâtre. Si le caustique n'a porté que sur une étendue très limitée, la pulpe n'est pas entièrement déruite, elle s'enflamme et porte une eschare au point touché. C'est cette période d'inflammation qui marque parfois si douloureusement pendant quelques heures et même plus le temps qui suit la cautérisation. Notons que la douleur n'est pas éveillée immédiatement par l'application caustique, et qu'elle n'apparaît qu'au bout de quelques heures. Ce retard dans l'apparition de l'un s symptômes de la cautérisation s'explique facilement par la nature de l'agent et par l'état pulvérulent sous lequel on l'emploie : il est nécessaire pour qu'il soit en état d'agir et de se combiner avec la matière organisée, qu'il soit dissous ; de plus il faut un certain temps pour que la combinaison se produise. Ainsi s'explique le retard apparent entre le moment de la cautérisation et l'apparition de la douleur ; c'est qu'en effet, comme nous venons de le montrer, la cautérisation réelle ne se produit que quelque temps après l'application de la poudre arsenicale.

Outre cette action, pour ainsi dire immédiate qui se traduit au point de vue organique par l'inflammation aiguë, et au point de vue symptomatologique par la douleur, il en est une autre plus lente qu'on ne saurait observer dans les cas de mortification complète et rapide de la pulpe, mais qu'on peut rencontrer dans les cas d'inflammation soit aiguë, soit chronique de cet organe; nous voulons parler de ces masses dures, à l'apparence osseuse, véritables productions dentinaires qui se forment d'ordinaire au sein de toute pulpe longtemps enflammée, quel qu'ait été l'agent irritant. La formation de ces grains de dentine secondaire est parfois d'un très utile effet, car lorsque le pertuis faisant communiquer la pulpe avec l'extérieur est étroit, il peut être oblitéré par un de ces grains qui ramènent ainsi une carie de 3e degré à l'état de carie non pénétrante ou du second degré.

INDICATIONS THÉRAPEUTIQUES.

Les indications d'emploi de l'acide arsénieux sont limitées exclusivement aux deux dernières périodes de la carie.

On a vu en effet que pour la première période, bornée à la destruction de l'émail, cet agent n'avait à exercer aucune action sur ce tissu. Pour la seconde période de la carie qui correspond, comme on le sait, à la destruction de la couche d'ivoire qui protège la pulpe, l'acide arsénieux est susceptible d'exercer une certaine action sur un des éléments de la composition de la dentine, le contenu des canalicules. Pour la troisième période qui répond à la mise à nu de la pulpe centrale nous verrons que c'est surtout dans ce dernier cas que les applications arsenicales sont les plus précises et les plus importantes.

Dans la seconde période de la carie il faut distinguer trois phases différentes.

Dans la première phase, succèdant immédiatement à la destruction de l'émail, on rencontre ordinairement une extrême sensibilité de l'ivoire. La dentine est en effet douée d'une sensibilité propre qu'elle doit à la pénétration de son tissu par des éléments nerveux spéciaux. C'est dans ces derniers temps que l'explication physiologique de la sensibilité de l'ivoire a été fixée par la découverte d'un fait anatomique particulier. Ce fait repose sur la continuité de tissu entre les fibrilles des canalicules et les extrémités terminales des nerfs de la pulpe par l'intermédiaire des cellules de la dentine (1).

Il y a lieu dans cette carie superficielle de s'adresser aux caustiques ; les astringents n'arriveraient que trop lentement à détruire cette hyperesthésie et d'ailleurs il ne serait point facile de maintenir en contact les pansements porteurs de ces agents médicamenteux, la forme de la carie ne s'y prêtant point.

Cette dernière objection peut être faite aussi contre l'emploi du chlorure de zinc et du caustique de Vienne.

Le nitrate d'argent cautérise assez efficacement ces surfaces sensibles d'après Tomes, mais il imprime à la dent une couleur noirâtre.

Il en est de même de l'acide chromique qui colorerait en jaune.

La cautérisation avec le feu, faite au moyen de petits cautères de formes variées qu'on passe brusquement sur le point sensible, produit une insensibilité immédiate. Ce résultat est dû à ce que le feu porté sur le tissu y détermine une carbonisation partielle de l'ivoire, des canalicules et de leur contenu, et l'eschare produite intercepte immédiatement les sensations extérieures.

(1) Voyez Ch. Legros et E. Magitot, Morphologie du follicule dentaire chez les mammifères, in Journal d anatomie de Ch. Robin et Pourchet, 1879, p. 265.

Il faut toutefois prendre des précautions dans ces cautérisations avec le feu, car l'inflammation des canalicules de la dentine retentit sur le tissu de la pulpe qui alors s'enflamme et donne lieu dans ce cas aux douleurs aiguës de la pulpite.

Nous n'avons pas rencontré de cas semblables à ceux dont nous allons parler, mais M. Magitot, sans en avoir pris l'observation, nous a parlé de plusieurs malades chez qui les cautérisations même avec le feu n'avaient point amené la guérison de ces hyperesthésies. Il a fallu recourir à la trépanation, mettre la pulpe à nu et la détruire à l'aide de l'acide arsénieux : les douleurs cessèrent alors complètement et immédiatement.

Dans cette forme de carie, l'acide arsénieux doit donc être réservé pour les cas d'insuccès avec le cautère actuel.

Ce que nous venons de dire de l'application à la première phase de la seconde période de la carie ne s'applique pas à la phase suivante qui correspond à la destruction des couches moyennes de l'épaisseur de l'ivoire. Ces couches en effet étant douées d'une sensibilité toujours moindre pour des raisons anatomiques que nous n'avons pas à décrire ici, l'emploi des caustiques est contre-indiqué et le traitement repose essentiellement sur les applications astringentes.

La carie profonde du deuxième degré, tout en rentrant au point de vue anatomique dans la même division que les deux phases précédentes en est cependant bien distincte.

Toutes les couches d'ivoire interposées entre l'émail et la pulpe ont été successivement détruites par la carie jusqu'aux dernières qui nous séparent encore de la cavité pulpaire : Au contact de la sonde d'exploration, le malade accuse une sensibilité très vive. La pulpe la perçoit à travers la lamelle de dentine qui l'abrite encore.

L'indication est toute tracée ; il faut tenter de conserver à la dent son organe principal de nutrition, la pulpe, et détruire en même temps cette sensibilité qui persisterait dans certains cas si l'on obturait la dent sans traitement préalable.

Dans le but de produire la réparation des couches profondes, les moyens les plus usités et en même temps les plus rationnels sont les astringents (tannin, acide phénique).

Mais dans certains cas la sensibilité résiste à ces moyens et il faut recourir aux caustiques.

C'est alors que se présente l'acide arsénieux comme le meilleur agent de ce genre. — Le cautère actuel en effet ne nous paraît absolument pas applicable, car il offre ici plus qu'en tout autre cas le danger de provoquer une inflammation aiguë de la pulpe.

L'acide arsénieux pouvant être dosé de la manière la plus facile, remplit ainsi tous les degrés d'indication depuis la simple action irritante jusqu'à l'effet destructif. L'application d'une dose très faible sur une couche profonde et sensible d'ivoire peut donc provoquer de la part de la pulpe la réparation physiologique qu'on cherche à produire.

Mais ici encore cet agent peut présenter le danger que nous avons reproché au cautère actuel, de pousser trop loin son action et d'enflammer la pulpe. C'est pourquoi il faudra procéder à cet emploi avec les plus grandes précautions.

Il nous arrive souvent dans la pratique de ne nous servir de l'arsenic qu'à titre d'astringent ou d'irritant léger, par conséquent à dose très faible. Ce n'est que dans le cas d'insuccès d'une première application de ce genre que nous risquons une dose plus forte.

La fonction constante de la pulpe est de faire de l'ivoire. Si l'on irrite légèrement cet organe il peut subir une sorte de suractivité et il se forme de nouvelles couches de dentine, désignées sous le nom de *dentine secondaire*. Ces nouveaux éléments viennent s'ajouter aux premiers et aident à constituer une paroi assez résistante pour supporter la matière qui servira à l'obturation et en même temps pour protéger la pulpe contre les influences extérieures.

Mais dans ce cas il faut tenir grand compte du degré de sensibilité des dernières couches qui abritent encore la pulpe et procéder avec la plus extrême prudence.

On pourrait dans ce cas reprocher à l'acide arsénieux d'avoir une action trop énergique sur la pulpe. Il n'est pas rare en effet de voir cet organe s'enflammer à la suite d'applications inconsidérées et l'on assiste alors à l'explosion des phénomènes de la pulpite aiguë, caractérisée surtout par ces douleurs pulsatives qui ne cèdent qu'à un large débridement des cloisons d'ivoire qui compriment cet organe gouflé à la suite de cette inflammation.

Si l'on arrivait à méconnaître l'existence d'un pertuis de communication avec la pulpe, l'emploi de l'arsenic à dose astringente n'aurait d'autre effet que de provoquer l'inflammation superficielle de cet organe et non la réparation qu'on attend.

Tomes (1), tout en reconnaissant que l'arsenic est le plus sûr et le plus efficace de tous les agents proposés, préfère par prudence dans ce second degré de la carie

(1) in British Journal of Dental science, vol. XIII, page 552.

le chlorure de zinc. Il donne le procédé suivant : on réduit un peu d'ouate en filaments très ténus que l'on mélange avec de l'oxychlorure de zinc très liquide ; on introduit ce mélange dans la dent où on le laisse durcir, comme s'il s'agissait d'un pansement de gomme sandaraque.

L'oxychlorure de zinc, même de consistance épaisse, contient un peu de chlorure de zinc en liberté. Quand on l'emploie très liquide, en l'incorporant dans un peu d'ouate, il renferme une grande proportion de sel libre.

En résumé, nous donnons dans le traitement de cette forme de carie la préférence aux astringents, au tannin spécialement, nous réservant d'employer l'acide arsénieux dans le cas où l'on tient à obtenir une insensibilité rapide, mais sans oublier qu'il faut être très circonspect dans l'usage de cette substance dans ce cas particulier.

Notons qu'il est des cas où ni le tannin, ni le chlorure de zinc, ni l'arsenic ne réussissent à calmer cette sensibilité de l'ivoire. Il faut alors détruire la lamelle protectrice et instituer le traitement de la nouvelle carie qu'on vient d'établir, carie du troisième degré.

La troisième période de la carie commence avec le moment même où a été pénétrée la cavité de la pulpe. Ce n'est point ici le lieu de décrire les symptômes qui accompagnent cette phase de la carie, nous admettons que le diagnostic de carie pénétrante *avec existence de la pulpe* a été parfaitement établie. L'indication est nette, il faut détruire la pulpe.

Avant de parler de l'acide arsénieux comme caustique de la pulpe, nous avons le devoir de dire quelques mots sur les divers moyens qui ont été préconisés pour détruire cet organe.

Nous empruntons à M. Magitot le parallèle suivant : « On peut faire l'ablation de la pulpe au moyen d'un stylet fin, droit ou recourbé qu'on porte dans la cavité et qu'on tourne brusquement pour détacher et extraire le tissu. Ce procédé, autrefois en usage, ne nous paraît applicable qu'aux incisives et canines, dont la pulpe d'un petit volume et fusiforme peut être accrochée plus facilement et entraînée parfois en totalité. Il présente, en outre, certains inconvénients ; d'abord il provoque une douleur extrêmement vive, et quelque précaution qu'on prenne, il est toujours possible de laisser après l'opération quelques fragments encore adhérents au faisceau vasculo-nerveux du canal dentaire et susceptible de végéter ou de s'enflammer consécutivement. »

Nous rejetons donc, en général, ce mode d'extraction brusque de la pulpe, qui doit être réservé à certains cas fort simples où l'instrument peut avec certitude faire d'un seul coup l'ablation de la masse.

La cautérisation avec le cautère actuel ou le cautère électrique a été aussi proposée et appliquée dans ce cas. Nous lui ferons à peu près les mêmes reproches qu'au moyen précédent. En effet, l'opérateur armé d'un stylet rougi, ou d'un petit cautère de forme appropriée, n'est pas absolument sûr de pénétrer dans toutes les parties de la cavité et d'y détruire complètement l'organe ; de plus, un cautère d'un si petit volume se refroidit rapidement et offre une action bientôt insuffisante, s'il faut le promener sur tout le pourtour d'une cavité assez vaste, comme celle d'une grosse molaire, par exemple.

Si l'on emploi le cautère électrique, la nécessité d'un double fil de platine ne permet pas à l'extrémité chauffée de présenter un volume assez restreint pour passer par le pertuis de communication. L'opération est d'ailleurs fort douloureuse et n'est point sans danger, le malade, surpris par une sensation très vive et subite, pouvant, par un mouvement brusque, présenter au contact du cautère un point quelconque de la bouche. Un autre inconvénient résulte encore assez fréquemment de l'emploi de la cautérisation, c'est l'inflammation par voie de réation de la pulpe ou du périoste (complication du traitement de la carie) à laquelle expose particulièrement le procédé dont nous venons de parler.

Les caustiques ont été conseillés et employés sous toutes les formes. Nous ne parlons point ici des caustiques superficiels, acide phénique, nitrate d'argent, etc. applicables à titre d'irritants dans la période précédente, mais simplement des caustiques profonds et destructeurs des tissus.

Les caustiques liquides doivent être rarement employés comme étant d'un maniement et d'une application assez incommodes. On ne peut, en effet, que difficilement localiser et modérer leur action. S'ils sont acides, comme l'acide azotique proposé à cet effet, ils ont l'inconvénient de produire sur le tissu de la dent une altération directe, donc on ne saurait prévoir l'étendue et qui aurait nécessairement pour effet, après plusieurs applications répétées, de ramollir et de faire disparaître la couronne en totalité. S'ils sont alcalins, comme la potasse, la soude, la baryte, etc., ils ont l'inconvénient par leur grande solubilité de fuser au voisinage et de produire des désordres du côté de la gencive, des joues ou du larynx. Toutefois nous devons faire une réserve en faveur d'un caustique liquide, le chlorure de zinc, pour certains cas déterminés, pour lesquels, par suite de la forme ou de la disposition d'une carie, l'application d'un caustique ou d'un pulvérulent présente des difficultés.

Il est clair alors qu'un caustique liquide, pouvant se répandre en nappe et de proche en proche dans tous les recoins d'une cavité, y produit une action destructive plus avancée et plus complète.

Dans les cas où sera indiquée l'application d'un caustique liquide, on pourra s'adresser au mélange suivant :

Chlorure de zinc delliquescent, Chlorure d'antimoine (solution saturée),	parties égales

Une autre forme d'application du chlorure de zinc est la pâte de Canquoin, dont on forme une petite boulette ou petit cylindre, qu'on introduit alors au centre même de la cavité centrale d'une dent, de manière à atteindre tous les fragments de la pulpe.

Les chlorures de zinc employés à l'état liquide dans ces circonstances devront être aussi neutres que possible, et leur application faite très modérément sur une petite boulette d'amiante ou de coton isolée des parties voisines par une couche de cire, ou un pansement protecteur composé d'une toile de coton imbibée d'une solution alcoolique de résine (1). »

Les caustiques sont donc les plus convenables. Parmi eux, il est toutefois nécessaire de faire choix d'un agent qui, dépourvu de solubilité dans la salive et d'influence chimique sur les tissus de l'ivoire et de l'émail, soit doué en même temps d'une action énergique. Ces conditions, que ne présentent, complètement du moins, aucun des castiques généralement employés, se trouvent réunis dans une substance l'*acide arsénieux*.

Son emploi est très commode, d'un effet sûr et

(1) Magitot. Traité de la carie des dents, p. 196 et Dict. encycl. des Sc. méd. T. XII, 1re série, p. 580.

complet. Il possède, il est vrai, des propriétés vénéneuses qui pourraient faire redouter son emploi dans la bouche, mais la quantité nécessaire à une cautérisation était infiniment plus faible que la dose toxique, un pansement fait soigneusement, s'il était ingéré par accident, doit ne pouvoir causer aucun effet nuisible. Son application réclame, du reste, dans la cavité d'une carie, certaines précautions dont on ne devra jamais s'éloigner.

Les application arsenicales doivent être différenciées dans leur mode d'emploi sur la pulbe, suivant que cet organe est simplement mis à nu comme dans un cas de traumatisme, par exemple, ou s'il est enflammé.

Dans le premier cas, c'est-à-dire si la pulpe brusquement découverte n'est encore le siège d'aucun phénomène inflammatoire, et que toute chance de réparation soit considérée comme perdue, l'indication de la détruire n'en est pas moins formelle.

L'arsenic doit être choisi comme le caustique le plus efficace en pareil cas. Une ou plusieurs applications parviennent aisément à la détruire, et il est tout à fait digne de remarque que cet organe disparaît sans provoquer aucune manifestation douloureuse ; c'est ce qui s'observe surtout lorsque les applications arsenicales sont faites immédiatement après la dénudation, alors que la pulpe n'a pas eu le temps de s'enflammer au contact des agents extérieurs. Si au contraire l'application n'est faite que tardivement, au bout de quelques jours par exemple, alors que des phénomènes congestifs se sont déjà produits, la douleur est plus ou moins vive suivant le degré même de l'inflammation. Ceci nous conduit dans la pratique à faire précéder de pansements calmants l'applition de ce cautique.

En effet, et c'est là un des cas les plus communs qui se présentent : une carie pénétrante a déjà donné lieu à des crises douloureuses; l'intensité, la durée et le caractère de ces crises démontrent suffisamment l'existence d'une pulpite. Assurément l'acide arsénieux dans ce cas aurait les mêmes effets destructeurs que sur l'organe simplement dénudé, et il se présente certaines circonstances où cette inflammation de la pulpe avec son cortège de douleurs très vives ne cède point; le temps a été alors employé en pure perte, le malade a souffert inutilement, et il faut attaquer avec l'acide arsénieux cette pulpe qu'on aurait pu détruire dès le premier jour.

Dans ces circonstances, on sera autorisé, en prévision d'une douleur très vive, à administrer au malade une préparation narcotique (opiacés, chloral), et au besoin, à recourir à l'injection hypodermique de morphine.

Mais il ne faut pas oublier que c'est là une pratique exceptionnelle, car ce que nous avons dit plus haut de l'indolence du pansement arsenical sur la pulpe saine, nous indique la conduite à tenir dans ce traitement appliqué à la pulpe enflammée.

Etant donné, par conséquent, un cas de pulpite consécutive à une carie pénétrante, les applications arsenicales devront être précédées d'une série plus ou moins longue de pansements narcotiques ou anesthésiques, destinés à procurer au malade un état de calme relatif avant de lui faire subir une cautérisation. Outre les effets calmants, ces pansements ont une influence particulière, c'est d'amener progressivement la diminution et même la cessation des accidents imflammatoires, c'est-à-dire le retour, autant qu'il est possible, de l'organe à l'état physiologique, qui, ainsi qu'on l'a vu, permet la destruction par l'arsenic sans amener aucne douleur.

Nous n'avons pas à indiquer ici les formules diverses qui peuvent amener la décongestion progressive d'une pulpe enflammée; ce sont d'une manière générale les narcotiques et les anesthésiques auxquels il faut recourir, parfois quelques caustiques superficiels comme les pansements phéniqués, etc., etc. Quoi qu'il en soit, la pulpe, ainsi traitée, sera soumise alors à l'action destructive de l'arsenic.

Il est des cas que nous devons signaler : une succession de crises douloureuses accompagnant la pulpite peuvent entraîner, comme conséquence, la mortification ou la fonte purulente de l'organe, et dans ce cas, lorsque après quelques pansements calmants, on cherche dans l'orifice de communication le point dénudé de la pulpe, on s'aperçoit qu'il a disparu ; les accidents ont en même temps cessé et la destruction de l'organe qu'on aurait demandée à l'arsenic se trouve être la conséquence de l'inflammation spontanée de la pulpe.

En dehors de ces cas, assez exceptionnels, la pulpe se présente au fond d'une carie sous plusieurs aspects : tantôt c'est au fond d'un pertuis étroit de communication que le stylet la rencontre, parfois même c'est à l'orifice de ce pertuis qu'elle vient en quelque sorte faire hernie ; d'autres fois l'orifice de communication est plus large et l'organe est mis à nu dans une assez grande étendue. Ces différences nous conduisent dans la pratique à des variations correspondantes dans le mode d'emploi de l'arsenic.

Sur la pulpe faisant saillie à un orifice étroit les adplications devront être faites sur le point seul qui est découvert, sauf les jours suivants à poursuivre la cautérisation, après avoir élargi le pertuis ou détaché la cloison de dentine interposée. Cette petite opération très douloureuse au début du traitement se fait ainsi après le premier pansement sans provoquer de sensation bien vive : on procède alors au moyen de pansements de formes appropriées à la destruction de la pulpe.

Le nombre des applications arsenicales nécessaires pour détruire une pulpe devra varier encore suivant le volume même de celle-ci ; de sorte que toutes conditions égales d'ailleurs, une pulpe d'incisive ou de canine se détruira très vite en raison de son petit volume et de sa forme nettement définie, tandis qu'une pulpe de dent molaire se détruira plus lentement.

Dans ces variations qui résultent du volume différent de l'organe, nous devons mentionner la pulpe des dents prémolaires ou bicuspides, qui par sa forme aplatie, ses subdivisions radiculaires et la fréquence des cloisonnements paraît présenter spécialement plus de difficultés de destruction.

D'autre part, il est des circonstances dans lesquelles les pansements arsenicaux doivent être encore plus souvent répétés, tels sont les cas d'hypertrophie ou de tumeur de la pulpe qui compliquent parfois certaines caries pénétrantes ; dans ce cas, nous avons l'habitude de faire l'ablation de la plus grande partie de la masse par section ou par arrachement, de manière à limiter à un plus petit nombre les pansements arsenicaux destinés à détruire les débris de l'organe.

L'application de ces pansements dans la cavité d'une

carie réclame d'ailleurs diverses précautions dont on ne devra jamais s'éloigner.

MODE D'EMPLOI.

Nous avons vu dans l'historique que l'arsenic, employé sans doute dès le début d'une façon absolument empirique, n'avait été connu que le jour où des chimistes avait recherché la composition de ces pâtes qu'on vendait pour *detruire le nerf.*

Ces différentes préparations ne renfermaient pas seulement de l'arsenic, elles contenaient de la morphine, de la créosote.

Ces associations, faites dans le but de diminuer la douleur arsenicale, n'ont point donné l'effet qu'on en attendait, et des praticiens éminents, après les avoir employées longtemps, tels que MM. Magitot et Tomes, ont renoncé à ces diverses pâtes pour adopter exclusivement l'emploi de la poudre sèche (1).

Ne faudrait-il pas voir dans ce résultat négatif du mélange de morphine et d'acide arsénieux une preuve que la pulpe n'absorbe pas dans ces conditions, et que le point touché par l'arsenic ne peut plus subir aucune espèce d'échange de nutrition.

Voici des formules des préparations dont nous venons de parler :

(1) Ces différentes préparations dont l'acide arsénieux forme la base, avec ou sans addition de morphine, sont encore aujourd'hui débitées librement par certains industriels au mépris le plus absolu de ois et règlements en matière de police médicale.

— Acide arsénieux } āā parties égales.
Chlorhydrate de morphine,
Gomme adragante, Q. S. pour faire une pâte molle.

II. — Acide arsénieux, } āā 2 gramm.
Chlorhydrate de morphine,
Créosote, 5 gouttes.

L'acide arsénieux sera donc employé *à sec*, sous l'état opaque ou porcelainé et réduit en poudre très fine par la porphyrisation.

Nous avons indiqué plus haut, dans le parallèle des divers mélanges arsenicaux, pour quelles raisons on devait faire choix de la poudre sèche.

Quantité. — Il est de la plus grande importance de n'appliquer dans une dent que la quantité d'acide arsénieux strictement nécessaire à l'effet cherché pour éviter ainsi des accidents du côté du périoste dont nous parlerons plus loin.

Quelle que soit la forme du pansement, la dose de 2 milligrammes ne doit pas être dépassée ; cette quantité est, en effet, suffisante pour détruire la pulpe la plus volumineuse, celle d'une grosse molaire, par exemple. Le dosage approximatif de cette poudre étant très important, comme il est difficile, dans la pratique, de peser exactement la quantité voulue, nous conseillons le procédé suivant que recommande M. Magitot, dans son Traité de la carie des dents (1) et qui est, en effet, très commode.

(1) Traité de la carie des dents, Magitot, 1872, p. 196.

« Le caustiquc porphyrisé en poudre impalpable est introduit dans un flacon à large ouverture et bouché à l'émeri.

« Lorsque nous voulons appliquer un pansement, nous agitons le flacon d'une main en le retournant de manière à ce qu'une certaine quantité de poudre vienne adhérer à la face inférieure du bouchon préalablement dépoli : celui-ci retiré ensuite reste chargé d'une couche uniforme de substance qui est en même temps la plus fine du contenu ; on promène alors à sa surface la boulette ou la mèche de coton, et l'on apprécie aisément de la sorte la dose nécessaire. »

En pesant rigoureusement des boulettes de coton ainsi chargées d'une quantité largement suffisante, nous avons trouvé que la dose appliquée par ce procédé dit « du bouchon », ne dépassait jamais 2 à 3 milligrammes.

C'est d'ailleurs la même dose qu'indique Tomes, sans nous faire connaître le procédé qu'il conseille pour ne la point dépasser.

PROCÉDÉ OPÉRATOIRE.

Le point de la pulpe mis à nu étant bien exactement connu, il faut prendre au bout d'une sonde une petite boulette de coton d'une grosseur variable, suivant l'étendue de la surface qui doit être exposée à l'action du caustique, mais en général toujours très petite, l'imbiber très légèrement d'un liquide alcoolique et le charger, suivant le procédé du flacon que nous avons indiqué, de la dose d'acide arsenieux jugée nécessaire suivant le cas.

Ce coton ayant été appliqué soigneusement sur le point dénudé, on le maintient en place à l'aide d'un pansement protecteur composé d'une couche d'ouate imbibée d'une solution résineuse, saturée de teinture de benjoin par exemple : le benjoin se précipite au contact de la salive dans les mailles du coton, et il forme une obturation parfaite qui maintient l'acide arsénieux en place et l'empêche de fuser hors de la dent.

Nous avons supposé que la pulpe était à nu dans une surface assez considérable, mais on a vu qu'il arrive assez fréquemment qu'elle n'est accessible que par un pertuis plus ou moins étroit ; il est vrai que dans ce cas il est souvent indiqué d'élargir l'ouverture de pénétration pour découvrir complètement l'organe et mettre l'escharotique à même d'agir efficacement, car rien, en effet, n'est plus douloureux qu'une petite ouverture analogue à celle que ferait une épingle : la quantité d'arsenic qui y pénètre ne lui permet d'agir que comme irritant. Il en résulte que la pulpe se tuméfie, fait hernie à travers l'orifice resserré et donne lieu à une douleur aiguë et à des élancements presque insupportables ; mais dans d'autres cas, à travers un pertuis assez étroit on atteint la pulpe qui a déjà diminué de volume et qu'on a chance de ne pas voir s'étrangler à travers l'orifice, il faut alors avoir recours aux pansements arsenicaux en mèche et non plus en boulette ; la mèche chargée d'acide arsénieux est enroulée délicatement autour de l'extrémité très fine d'une sonde et appliquée au point voulu, puis recouverte comme précédemment d'un pansement protecteur. Avec une cavité située sur la surface triturante d'une dent, l'application se fait avec facilité ; mais quand elle siège sur les faces latérales ou dans les interstices, il faut un peu plus de précaution, car, ainsi qu'on le verra, c'est surtout dans ces cas que se produisent les accidents par l'insuffisance ou l'oubli des moyens que nous indiquons.

Il faudra donc, dans ces cas, particulièrement insister sur l'emploi des pansements protecteurs.

Il est utile de recommander au malade de bien éviter la mastication du côté correspondant à la dent et ne lui laisser en aucun cas le soin d'enlever le pansement, quand bien même la douleur qu'il occasionne serait très intense.

L'action de l'acide arsénieux n'est pas immédiate. Elle ne commence environ qu'une demi-heure après l'application, elle se traduit le plus ordinairement par une douleur très variable et dont nous étudierons plus loin les caractères, car elle représente l'un des premiers accidents de l'emploi de l'arsenic.

Le pansement doit être maintenu en place vingt-quatre heures ; si au bout de ce temps la pulpe n'est pas complètement détruite, ce dont on s'assure aisément en recherchant si le contact du stylet ne provoque pas encore quelque douleur, il faut détacher doucement l'eschare et faire une seconde application.

On est quelquefois obligé de revenir à cette manœuvre trois ou quatre fois.

Il arrive qu'après une série de pansements arsenicaux multiples on n'est point parvenu à produire l'insensibilité complète qu'on recherche ; le malade n'accuse plus de douleur très vive à l'exploration de la cavité, mais il dit nettement que les sensations de température lui sont toujours très désagréables.

Ces phénomènes indiquent suffisamment que quelques fragments de pulpe se trouvent enfermés derrière une cloison de dentine qui s'oppose au passage du caustique : il faut alors recourir à des manœuvres indiquées pour ces cas de carie cloisonnée, détacher ou briser ces parois et poursuivre les applications caustiques.

Enfin lorsque la cavité de la pulpe est entièrement débarrassée de son contenu, on se trouve alors en présence des prolongements qui occupent les canaux radiculaires; ces prolongements seront facilement détruits par les applications en forme de mèche après quelque manœuvre d'élargissement du trajet jusqu'au point où cesse la pulpe pour faire suite au faisceau vasculo-nerveux, qui occupe seul la partie étroite de ce canal.

On ne doit pas en effet pousser plus loin les applications arsénicales sous peine de provoquer un certain degré de périostite due à la pénétration de l'arsenic jusqu'au sommet de la racine.

La cautérisation du faisceau vasculo-nerveux lui-même n'est pas ordinairement nécessaire, car son atrophie est la conséquence naturelle de la destruction de la pulpe. On devra donc borner les applications caustiques à la pulpe et à ses prolongements sans dépasser les limites de l'organe. Dans le cours de cette pratique qui consiste à détruire peu à peu les fragments de la pulpe, il est une précaution qu'on pourra utilement appliquer; c'est de détacher les eschares au fur et à mesure de leur production.

L'emploi de la sonde qui porte les pansements, celui des excavateurs ou des perforateurs suffisent le plus souvent. Toutefois certains praticiens conseillent à cet égard l'extraction soigneuse des débris mortifiés au moyen de petites tiges d'acier très fines, très flexibles et garnies d'aspérités.

Ces petits stylets barbelés sont promenés dans les canaux de manière à en entraîner le contenu à l'extérieur.

Le docteur Cruet (1), qui préconise cette pratique déjà indiquée par beaucoup d'auteurs, lui donne une importance qui ne nous parait par justifiée. Nous ne pensons pas en effet comme lui que la présence des eschares puisse déterminer *presque inévitablement* la périostite qui complique assez souvent les traitements de la carie par les caustiques.

Nous conseillerons donc de débarrasser les canaux de ces eschares sans toutefois insister trop profondément avec des instruments qui iraient heurter le périoste et détermineraient les accidents qu'on veut éviter précisément par cette manœuvre.

Telles sont les règles applicables aux pansements arsénicaux pour les cas ordinaires de la pratique ; mais nous devons aborder quelques particularités relatives à l'emploi de l'arsenic dans les caries des dents temporaires et dans les permanentes, encore en voie de développement.

La thérapeutique de la carie pénétrante des dents temporaires est exactement la même que celle des dents permanentes, jusqu'au moment où commence la résorption de ces racines qui amène leur ébranlement et leur chute.

Appliqué dans ces diverses circonstances, en effet, l'acide arsénieux risquerait de toucher la muqueuse gingivale, le périoste et même la paroi du follicule sous-jacent. On ne devra donc tenter cette thérapeutique chez les enfants, qu'autant que l'âge du sujet indiquera qu'il n'y a aucun danger de ce genre à redouter.

(1) Caries dentaires compliquées. Thèse de Paris, 1879, p. 48.

Pour les dents permanentes récemment sorties et que peuvent atteindre soit une carie précoce, soit une fracture qui dénude la pulpe, on devra procéder avec la plus grande prudence: L'arsenic, en effet, appliqué dans une racine largement ouverte, risquerait d'enflammer violemment le tissu sous-jacent et provoquer une périostite aiguë dont on deviendrait difficilement maître. C'est dans ces circonstances qu'on devra chercher à utiliser les fonctions actives de la pulpe en provoquant dans une certaine mesure la production de dentine secondaire susceptible de cloisonner une partie du trajet de cette racine.

ACCIDENTS.

Nous venons d'essayer de tracer les règles auxquelles il faut se conformer dans l'application de l'acide arsénieux.

Elles sont de la plus grande importance et en même temps d'une exécution facile.

La gravité des accidents dont nous publierons plusieurs relations témoigne de l'importance qu'il faut ajouter à la stricte application du procédé opératoire que nous avons rapporté.

Nous diviserons ces accidents :

1° En accidents immédiats qui comprennent la douleur et l'empoisonnement.

2° En accidents tardifs, cautérisation de la muqueuse buccale, de la gencive, du périoste alvéolaire, et consécutivement les phénomènes plus graves d'ostéite et de nécrose des mâchoires.

Le premier de tous ces accidents, le plus commun de tous, est la douleur.

Nous avons vu, en effet, que la cautérisation d'une pulpe saine, nullement enflammée, comme, par exemple, une pulpe mise à nu en cas de fracture, est absolument indolore ; nous savons au contraire que l'application du caustique sur une pulpe, préalablement irritée, peut provoquer une douleur variant de la simple sensibilité jusqu'à une souffrance intolérable.

Tel malade, en effet, affirme qu'il a souffert d'une açon très modérée ; tel autre, qu'il n'a pu plus longtemps supporter l'action du caustique et qu'il a enlevé son pansement malgré vos recommandations expresses.

L'explication de cette inconstance de la douleur arsenicale ne saurait être attribuée qu'au degré d'inflammation de la pulpe elle-même, degré qu'il n'est pas toujours facile d'apprécier. On peut donc établir la loi suivante :

« La douleur de la cautérisation arsenicale de la pulpe est en raison directe de son état inflammatoire. »

Quant à la durée de cette douleur; elle est aussi variable que son intensité. Elle a, du reste, pour caractère de n'être point *immédiate*, il s'écoule ordinairement une demi-heure entre le moment de son apparition et celui de l'application. La durée la plus ordinaire de la douleur arsenicale est de trois ou quatre heures ; cependant il arrive assez fréquemment que le malade accuse douze, vingt-quatre heures de souffrance ; d'autres fois au contraire, le patient, dit avoir été délivré au bout d'une heure.

Il faut dire qu'une pulpe enflammée chargée d'acide arsénieux se détruit plus rapidement que cette même pulpe mise simplement à nu, mais non enflammée. Il est facile d'expliquer ce résultat, puisque l'action caustique vient s'ajouter au travail inflammatoire ; nous avons vu, en effet, que ce dernier suffisait quelquefois seul à détruire une pulpe.

Tout en tenant compte de l'état inflammatoire de l'organe, nous pensons qu'il faut attribuer cette différence de durée dans l'action, à la différence de surface mise en contact avec l'agent escharotique.

Il faudra donc ne pas oublier que la meileure manière de diminuer les souffrances d'une pulpe dont on ne peut apprécier l'état exact, est d'en hâter la destruction et de la découvrir complètement : l'organe devenant volumineux n'est point emprisonné, et une large surface pu être atteinte par l'arsenic.

Parmi les accidents immédiats il faut ranger auss l'empoisonnement.

On se rappelle que la plupart des accidents, dont quelques-uns suivis de mort, que nous avons cités dans la partie historique de ce travail, à la suite de l'emploi des poudres arsénicales telles que celles du frère Come ou de Rousselot, sont dus à l'absorption sur place du principe vénéneux. Ces redoutables inconvénients avaient amené ces chirurgiens à préciser les dimensions d'étendue du pansement, et la hauteur même de la pâte appliquée

La quantité d'acide arsénieux employée pour détruire une pulpe, en supposant même que la dose ait été considérablement exagérée et portée, par exemple, jusqu'à 1 ou 2 centigrammes, ne saurait, suivant nous, produire des phénomènes toxiques par absorption.

Nous n'avons, du reste, relevé aucune observation de ce genre : nous avons bien constaté quelquefois de légères nausées chez les malades à la suite des pansements arsénicaux, mais nous sommes disposés à mettre plutôt ce fait sur le compte de l'ingestion directe de quelques particules d'arsenic au moment du pansement, ou nous 'admettrons comme un réflexe de la douleur produite

D'ailleurs, nous avons dit en discutant la forme sous laquelle l'acide arsénieux serait employé, que l'association des sels de morphine n'apportait aucune diminution à la douleur.

Pourquoi l'arsenic serait-il absorbé, si la morphine ne l'est pas?

Nous trouvons cependant dans le *Dental Cosmos* (1) un fait rapporté sous la légende : « Empoisonnement arsenical par absorption à la suite d'une cautérisation pulpaire. » Cette observation n'est pas probante; l'auteur, du reste, donne à entendre que les phénomènes attribués à l'action toxique étaient peut être dus à une fièvre intermittente coïncidente qui se traduisait quelquefois par des vomissements comme ce jour-là. Ce doute seul doit faire pencher l'opinion dans le sens de la négative.

Les accidents toxiques par ingestion doivent être assez fréquents; on n'a que peu de cas de ce genre, mais la difficulté qu'on rencontre parfois à bien fixer dans une cavité un pansement laisse supposer que le fait doit arriver assez souvent, et que cette ingestion doit donner lieu à quelques accidents, si la dose d'acide arsénieux a dépassé les limites fixées; car en s'en tenant à la dose de 2 milligrammes que nous avons indiquée, il est évident qu'il n'y a aucun danger à redouter.

Voici deux observations :

(1) Dental Cosmos, 1868, p. 643.

La première a été publiée par le Dr Massola de Chambéry (1), nous devons la seconde à M. Magitot, qui la tient du Dr Château, médecin consultant à la Bourboule.

Obs. I. — Ingestion dans l'estomac d'un pansement arsenical appliqué à une carie d'une molaire inférieure. Phénomène d'empoisonnement. Guérison.

Le Dr Massola de Chambéry a lu à la Société médicale de cette ville l'observation suivante :

« Une dame va chez un dentiste pour se faire soigner une dent cariée ; le praticien met dans la dent pour en détruire la pulpe un tampon de coton trempé dans *la pâte caustique arsenicale*, connue sous le nom de *pâte américaine*.

La cliente non prévenue sur les suites de cette application, n'y prit garde et avala en mangeant le tampon.

Aussitôt elle se trouva dans un état très grave. M. Massola appelé constate des selles riziformes, des vomissements multiples, des crampes violentes à l'épigastre, en un mot tous les symptômes de la cholérine moins la cyanose, mais instruit sur la visite chez le dentiste, il examine la bouche et trouve une eschare sur la gencive contiguë à la dernière molaire cariée....

Il soupçonne l'ingestion du pansement, s'assure du fait et institue un traitement *ad hoc*.

Les suites de cet empoisonnement furent ainsi entravées. (Société médicale de Chambéry.)

Obs. II. (Inédite, communiquée à M. le Dr Magitòt par le Dr Château. — Ingestion dans l'estomac d'un pansement arsenical. Phénomènes graves d'empoisonnement. Guérison.

« Je donnais des soins à un jeune abbé qui faisait une saison à la Bourboule. Il était en traitement depuis cinq ou six jours et pre-

(1) Journal des connaissances médicales, 1867. P. B.

nait chaque jour un bain et un verre et demi d'eau minérale de la Bourboule en trois fois. Il absorbait donc environ 6 milligrammes d'arséniate de soude par jour. La tolérance s'était parfaitement établie chez lui et le traitement se faisait sans encombre ni dégoût. C'était la seconde année qu'il venait à la Bourboule et l'année précédente la tolérance avait été parfaite chez lui.

Or, le cinquième ou le sixième jour de sa seconde saison, il fut pris d'une crise de dents épouvantable.

La maitresse de l'hôtel où il logeait et qui croyait avoir quelques connaissances sur l'art dentaire (son fils était apprenti mécanicien chez un dentiste), lui fit un pansement avec une poudre blanche qui probablement était de l'acide arsénieux, quoiqu'elle ne voulût pas l'avouer.

Au milieu de la nuit, l'abbé fut pris de coliques formidables, avec crampes d'estomac, défaillance évacuations alvines liquides verdâtres considérables et vomissements de même nature.

Le malade était vivement effrayé ; ces premiers soins lui furent donnés par un confrère qui habitait le même hôtel que lui et vers quatre heures du matin, sur la demande du confrère on crut devoir m'envoyer chercher.

J'instituai un traitement *ad hoc*. D'abord un vomitif, puis du protoxyde de fer et l'abstention du traitement arsenical pendant quelques jours.

Le malade guérit de cette intoxication et quatre jours après je repris le traitement par les eaux de la Bourboule.

Nos eaux arsenicales n'amenèrent aucune crise naturelle d'intoxication, ce qui prouve bien que ces accidents étaient dus seulement au pansement de la dent par la poudre employée.

L'année suivante le malade revint à la Bourboule faire une troisième cure, et comme la première année il n'eut aucun accident d'intoxication. 1875, août.

Au mode d'emploi nous nous sommes arrêté à la nécessité d'établir des pansements protecteurs faits avec de la ouate imbibée de teinture de benjoin saturée.

En effet, si ces pansements ne sont pas bien établis, l'acide arsénieux fuse et vient cautériser les muqueuses gingivale et buccale. C'est surtout dans les caries latérales externes et dans les interstices qu'il faut veiller à ces précautions.

Nous ne rapporterons pas d'observations de ces cas communs ; la cautérisation de ces muqueuses, en général, est sans grande gravité et l'eschare produite ne tarde pas à se détacher.

Toutefois, il est des cas dans lesquelles la chute de l'eschare laisse après elle une ulcération assez rebelle. Il est donc utile d'en signaler la fréquence et de recommander l'usage de pansements épais et serrés dans les caries dont la situation prête à ce genre d'accidents.

Périostite. — Nous avons dit un mot déjà de l'action de l'acide arsénieux sur le périoste, lorsque nous avons déterminé la limite à laquelle oudevait s'arrêter en poursuivant dans les canaux radiculaires les prolongements de la pulpe. Nous avons recommandé de ne pas franchir l'orifice qui répond à l'entrée du tronc vasculo-nerveux de crainte d'aller irriter le périoste par quelques particules d'arsenic.

Le périoste, en effet, qui est un tissu essentiellement susceptible de s'enflammer, ne reste point insensible à cette action, et bientôt apparaissent les phénomènes de la périostite.

L'explication toute naturelle de cette périostite se trouve dans l'irritation produite par l'arsenic entraîné à la suite du pansement. Il est d'ailleurs d'observation que les périostites des dents inférieures sont beaucoup plus fréquentes que celles des dents supérieures.

Cependant, s'appuyant sur ce fait que des dents pour lesquelles les pansements arsenicaux ont été faits même dans les meilleures conditions, ont néanmoins été frappées de périostite, le docteur Cruet donne de ce fait l'explication suivante (1) :

« L'arsenic appliqué sur la pulpe a pour premier effet de congestionner ses vaisseaux, puis bientôt d'arrêter complètement la circulation. Nous savons, d'ailleurs, que les vaisseaux du périoste viennent en grande partie des vaisseaux de la pulpe au moment où ceux-ci pénètrent dans le canal dentaire.

La circulation cessant brusquement dans ces derniers, la circulation collatérale se fait d'une façon bien plus active dans les premiers, d'où congestion, pour ainsi dire, inévitable, et d'autant plus d'ailleurs que l'action du caustique aura été plus rapide, et que la circulation des vaisseaux de la pulpe aura été entravée dans une plus grande étendue.

Un peu plus loin :

Par le même mécanisme de la suppression du champ vasculaire de la pulpe, la congestion du périoste peut aussi suivre l'extirpation de la pulpe saine ; mais la petite hémorrhagie qui résulte de l'opération la prévient généralement ».

Nous ne rejetons pas complètement cette théorie, elle est très logique : mais nous pensons que cette congestion compensatrice entre pour une bien plus faible part dans la production de la périostite, même légère, et qu'il faut bien plutôt l'attribuer à l'action directe de l'arsenic.

Nous n'en prendrons pour preuve que la plus grande

(1) Loc. cit., thèse 1879, p. 48.

fréquence de ces accidents inflammatoires dans le traitement des dents inférieures.

Cette périostite se termine le plus souvent par résolution : quelques pansements laudanisés la font bien vite disparaître ; d'autres fois, tout état inflammatoire semblant avoir cessé, l'obturation de la dent est pratiquée et il survient de nouveaux phénomènes d'irritation qui peuvent nécessiter le drainage de cette dent, ou l'enlèvement du métal obturateur.

Nous voudrions n'avoir à enregistrer que des accidents bénins de ce genre, mais il peut arriver, comme dans l'observation III, que nous allons citer, que la périostite, radiculaire d'abord, se transmette à l'alvéole qui enflamme les alvéoles voisins. La périostite se généralise, le maxillaire est frappé d'ostéite, une nécrose étendue en est la conséquence, les dents sont expulsées, des séquestres se détachent lentement et la guérison, si elle survient, n'a lieu qu'au prix de grandes pertes de substance. Ces phénomènes graves sont évidemment le résultat d'applications répétées de quantités considérables d'acide arsénieux (1). Ces périostites ne débutent pas toujours par les racines des dents en traitement ; il se présente des cas où sans nul doute les alvéoles ont éte les premiers attaqués ; l'arsenic placé dans les interstices fuse directement le long de la couronne et vien irriter directement l'alvéole.

Les cas que nous allons rapporter ne sont malheureusement pas des faits isolés ; il doit arriver assez sou-

(1) Ainsi qu'on le voit, ces divers accidents sont toujours la conséquence de l'emploi de ces préparations soi-disant secrètes, contenant une dose inconnue, souvent très forte, d'acide arsénieux, appliqué inconsidérément par des individus sans mandat.

vent des accidents semblables qui sont soigneusement tenus cachés.

Thomes (1) dit que le Dr Kingsbury, dans un numéro du *Dental Cosnos*, rapporte un exemple dans lequel l'arsenic employé pour émousser la sensibilité de la dentine finit par amener la mort de la pulpe de sept dents chez la même personne. Nous regrettons de ne pas avoir de détails sur ce cas, mais il est à présumer que l'arsenic appliqué dans une carie du second degré a fusé le long d'une dent, détruit la gencive et déterminé une périostite alvéolaire qui s'est généralisée.

Thomes (2) dit qu'il connaît plusieurs exemples où la perte des dents fut consécutive à l'emploi de l'arsenic. Là encore, nous le regrettons, nous ne trouvons aucun renseignement suffisant sur le mécanisme de ces accidents.

Obs. III. (Inédite, communiquée par M. le Dr Magitot.) — Pansements arsenicaux faits dans un interstice dentaire. Gingitive. Périostite et nécrose du maxillaire. Perte de la moitié de l'os. 18 mois de traitement. Guérison (1878).

M. X..., 25 ans, militaire à Lille, se présente chez un dentiste de cette ville pour se faire soigner une carie située à la face postérieure de la deuxième molaire inférieure droite. Le traitement par l'arsenic est aussitôt institué.

Quatre premiers pansements sont appliqués successivement par ce dentiste dans l'interstice des deux dernières molaires. Ils n'amènent aucun soulagement, une gingivite intense se déclare à ce moment.

Deux pansements arsenicaux sont encore appliqués. Une périos-

(1-2) hTomes, rad. Darin, p. 372.

tite grave en est la conséquence, le maxillaire inférieure st pris dans toute sa portion droite depuis la symphyse.

Tout le bord alvéolaire est frappé de nécrose.

Les trois molaires, les deux prémolaires furent chassées. Les accidents s'étendirent sous le périoste du maxillaire au delà de la ligne médiane jusqu'au côté opposé où se produisit un abcès suivi de fistules au niveau de la canine inférieure gauche.

Les accidents durèrent environ dix-huit mois, pendant lesquels de nombreuses esquilles nécrosées furent extraites.

Obs. IV. (Inédite, communiquée par le Dr Magitot.) — Pansement arsenical appliqué dans un interstice dentaire et sur une carie non pénétrante. Cautérisation de la gencive, périostite consécutive, ostéite et nécrose totale du maxillaire supérieur droit. Chute des dents. Extraction des séquestres. Guérison.

Le 8 janvier 1878, nous sommes appelé en consultation par un médecin des hôpitaux de Paris auprès de Mlle C... qui se trouvait depuis quelques jours dans un état grave dû à une violente inflammation de la bouche.

Mlle C... était allée quelques jours auparavant (le 3 janvier) chez son dentiste au sujet d'une carie dont elle avait reconnu l'existence dans l'interstice de la première et de la seconde molaire supérieure droite. Cette carie n'avait d'ailleurs occasionné que des douleurs insignifiantes. Ce même jour cependant il lui fut appliqué dans cet interstice un petit pansement recouvert d'une pâte arsenicale. Dans la nuit qui suivit, la malade ressentit des douleurs assez vives dont le siège était manifestement la gencive au niveau de cet interstice et le lendemain une légère fluxion avait apparu. Mlle C... enleva elle-même le tampon de ouate. Mais malgré cette précaution les accidents prirent une marche ascendante, le gonflement s'accrut, les dents voisines s'ébranlèrent et en trois jours le maxillaire supérieur droit devint le siège d'une violente inflammation avec soulèvements œdémateux de la muqueuse jusqu'au milieu du voile du palais ; puis ébranlement considérable de toutes les dents de ce maxillaire, suppuration abondante et fétide se faisant jour par les alvéoles et phlegmon volumineux remontant jusqu'à l'orbite et à la région frontale: fièvre intense, délire, accidents généraux graves.

Au moment où nous voyons la malade, nous reconnaissons malgré les difficultés d'exploration résultant de la rétraction des mâchoires, nous reconnaissons, dis-je, que le maxillaire supérieur droit est frappé de nécrose totale. En effet, le bord alvéolaire pris entre les doigts est manifestement mobile. On perçoit même par cette manœuvre de légers craquements. Nous proposons immédiatement de longues incisions dans le vestibule et à la partie interne du bord alvéolaire, de manière à donner issue à la suppuration et à limiter s'il se peut, l'étendue de la mortification osseuse.

Le lendemain 9 janvier, les accidents inflammatoires sont notablement affaissés; toutefois l'ébranlement des dents persiste au même degré et ne démontre que trop que leur perte est désormais certaine. En effet, pendant les jours qui suivent, nous sommes obligés d'extraire une à une les dents molaires conservant jusqu'au dernier moment l'espoir de souder les incisives et la canine. Parmi les dents enlevées, nous retrouvons la première molaire et nous constatons qu'à sa face postérieure la carie qui avait paru motiver le pansement arsenical était très légère, nullement pénétrante et ne justifiait en aucune manière une telle intervention thérapeutique. Les autres dents étaient parfaitement saines.

Par les incisions précédemment faites et par les alvéoles vides, nous fîmes sortir successivement pendant une quinzaine de jours une quantité considérable de séquestres, en évitant avec le plus grand soin l'ouverture du sinus. Cette complication nous paraissait d'autant plus redoutable que pendant la crise aiguë antérieure ce sinus avait été le siège d'une hémorrhagie, précédée de douleurs profondes dans cette région, hémorrhagie qui avait fait issue au dehors par la narine correspondante. Les incisives et la canine dont nous avions tenté la conservation durent être à leur tour sacrifiées ainsi que les portions d'os correspondantes et à la fin du mois de janvier, Mlle C... se trouvait dans un état satisfaisant et les plaies étaient en voie de cicatrisation.

La perte de substance comprenait la totalité du bord alvéolair et toutes les dents de ce côté. Quelques esquilles osseuses se détachèrent encore spontanément pendant les mois suivants et au mois de la nécrose, mais la cicatrisation était complète et elle était entièrement guérie.

Obs. V. (Inédite, communiquée par le Dr Magitot.) — Pansement avec « la *pâte à tuer le nerf* » dans un interstice dentaire avec absence de carie. Eschares de la gencive. Dénudation des alvéoles. Phénomènes graves d'ostéite; élimination de quelques séquestres ; suppuration abondante. Extraction de la deuxième molaire. Enlèvement de la cloison interalvéolaire et d'un fragment de la paroi externe de 2 à 3 centimètres carrés. Guérison.

M. X..., âgé de 35 ans, qui avait depuis longtemps la première molaire droite obturée, fut au commencement de février 1879 consulter un dentiste de Londres. Celui-ci crut reconnaître l'existence d'une carie située sur la face postérieure de cette même dent dans l'interstice qui la sépare de la deuxième molaire. Un pansement qui était destiné, lui dit-on, « *à tuer le nerf* » fut appliqué dans cet interstice.

Le soir même survinrent des douleurs vives avec sensation de cuisson et de chaleur sur la région opérée et le lendemain matin le malade constata une insensibilité complète de la gencive, aussi bien en dedans qu'au dehors ; cette insensibilité était complète et une épingle enfoncée dans ces parties ne déterminait aucune douleur.

Le pansement resta en place jusqu'au lundi, c'est-à-dire quarante-huit heures. Ce jour-là il fut enlevé et avec lui un lambeau de la gencive comprenant tout le pont de l'interstice et deux portions répondant aux faces interne et externe des bords alvéolaires et ayant environ 2 centimètres de superficie.

A ce moment il fut aussi reconnu que toute la portion de l'alvéole sous-jacente à ces lambeaux était entièrement dénudée.

Depuis ce jour apparurent des accidents locaux d'une grande intensité : douleurs vives permanentes, gonflement et inflammation des ganglions sous-maxillaires et impossibilité complète des fonctions de la bouche du côté correspondant.

Le mercredi 5 mars, M. X... conduit par son médecin, le Dr L... vient nous consulter.

Nous constatons la dénudation complète du bord alvéolaire dans les limites indiquées plus haut et la présence d'un sequestre qui paraît comprendre la cloison alvéolaire de l'interstice et qui présente déjà une légère mobilité. Les accidents dont nous avons parlé plus haut se sont amendés et sauf certaine gêne du côté correspondant le malade ne souffre plus.

Nous constatons de plus un fait qui a une grande importance, c'est l'absence d'une carie nouvelle dans l'interstice signalé; d'où il suit que le pansement qui a été l'occasion de tous les accidents a été introduit dans cet interstice et au contact même de la gencive sans aucune raison. La dent molaire soupçonnée de cette nouvelle lésion ne présente que la carie d'autrefois, désobturée aujourd'hui.

On fait des pansements simples destinés à calmer l'inflammation.

Le 22 mars, on enlève quelques fragments de séquestres externes.

Nous revoyons le malade le 7 mai. Depuis la date précédente il a constamment voyagé hors de France et a été vivement incommodé par son état. De retour aujourd'hui à Paris il réclame qu'on le délivre d'un état qu'il déclare intolérable.

Opération. — La deuxième molaire inférieure ébranlée et baignant dans le pus est enlevée sans aucune difficulté.

Aussitôt après on reconnaît que la cloison interalvéolaire qui séparait cette dernière dent de la suivante est mobile et baigne aussi dans le pus, — on l'enlève avec une pince, — ce fragment a une étendue de 2 à 3 centimètres carrés et comprend une partie de la paroi externe de l'alvéole.

A l'examen de la face externe de la mâchoire, on reconnaît aussi qu'une lame étendue de cette surface est mobile. On en pratique l'extraction. Elle a une étendue de 2 à 3 centimètres carrés

Après ces délabrements, une hémorrhagie abondante se produit. Le malade se sent sensiblement soulagé.

15 mai. L'opération est faite depuis huit jours, la plaie est en voie de cicatrisation, toute suppuration a cessé. Le malade quitte Paris.

CONCLUSIONS.

De l'ensemble des faits et documents qui précèdent on pourrait déduire les conclusions suivantes :

I. — L'acide arsénieux est de tous les agents thérapeutiques appliqués à la cure de la carie dentaire l'un des plus précieux et des plus efficaces.

II. — C'est à titre d'agent astringent et surtout comme caustique qu'il doit être employé, et cela de préférence à toutes les autres substances de même ordre.

III. — L'emploi de l'acide arsénieux n'est pas indiqué dans la première période de la carie.

IV. — Dans la deuxième période, en cas d'insuccès des astringents, l'acide arsénieux employé à dose irritante (1 milligramme environ) peut donner de bons résultats en provoquant la réparation éburnée du fond de la carie.

V. — Dans la troisième période, il est le destructeur par excellence de la pulpe dentaire.

VI. — L'acide arsénieux devra toujours être employé sous l'état opaque ou porcelainé, en poudre impalpable et à sec.

VII. — L'association de la morphine et de la créosote est sans influence sur l'action caustique non plus que sur la douleur produite.

Tout mélange de ce genre devra donc être rejeté.

VIII. — Les pansements arsénieux devront varier de volume et de disposition suivant l'étendue des dénudations de la pulpe et la forme de la carie.

IX. — La dose caustique d'acide arsénieux ne doit en aucun cas dépasser 2 à 3 milligrammes.

X. — Toute application arsenicale devra être recouverte d'un pansement protecteur solide et résistant, destiné à empêcher le déplacement.

XI. — La douleur produite par la cautérisation de la pulpe varie infiniment :

Nulle sur la pulpe saine, très vive sur l'organe enflammé.

L'intensité de la douleur est donc toujours proportionnelle à l'état inflammatoire de l'organe.

La durée de cette douleur est proportionnelle à la surface touchée par le caustique.

XII. — Toute application arsenicale au fond d'une carie sur une pulpe malade devra être précédée de pansements calmants destinés à ramener cet organe le plus près possible de l'état physiologique.

XIII. — Le nombre des pansements arsenicaux sera subordonné au volume de la pulpe à détruire et aux divisions qu'elle pourra présenter. La destruction totale de l'organe est la seule limite.

XIV. — Dans la poursuite des prolongements radiculaires de la pulpe par le caustique on devra éviter d'atteindre le sommet des racines, où l'on rencontrerait le périoste.

XV. — A la suite des applications arsenicales il sera utile de débarrasser la cavité pulpaire de tous les débris mortifiés de l'organe.

XVI. — Il faudra être très circonspect dans l'emploi de l'arsenic aux caries des *dents temporaires* dont les racines sont en voie de résorption, et aux *dents permanentes jeunes* dont le développement des racines n'est pas encore achevé.

XVII. — Les accidents locaux sont dus soit à l'excès

de la dose employée, soit au déplacement du pansement arsenical qui porte son action sur les parties voisines : muqueuse, périoste, tissu osseux. Ces dernières complications peuvent être de la plus haute gravité.

Les accidents d'intoxication résultent de l'ingestion dans l'estomac de pansements à dose excessive et appliqués sans protection suffisante.

Paris. — A. PARENT, imprimeur de la Faculté de Médecine, rue M.-le-Prince, 29-31.

NOUVELLES PUBLICATIONS DE LA LIBRAIRIE V. ADRIEN DELAHAYE ET Cie

---

Leçons sur les maladies du système nerveux, faites à la Salpêtrière par le professeur Charcot, recueillies et publiées par le docteur BOURNEVILLE, rédacteur en chef du *Progrès médical*. 2e édit., revue et augmentée. 2 vol. in-8 avec 50 figures dans le texte et 20 planches, dont 15 en chromolithographie.......... 26 fr. »
Cartonné.......... 28 fr. »

Traité de thérapeutique appliquée, basé sur les indications, suivi d'un précis de thérapeutique et de posologie infantiles et de notions de pharmacologie usuelle sur les médicaments signalés dans le cours de l'ouvrage, par J.-B. FONSSAGRIVES, professeur de thérapeutique et de matière médicale à la Faculté de médecine de Montpellier, etc. 2 vol. in-8.......... 24 fr. »
Cartonné.......... 26 fr. »

Anatomie descriptive et dissection, contenant un précis d'embryologie, la structure microscopique des organes et celle des tissus, par le docteur J.-A. FORT, professeur libre d'anatomie et de chirurgie, etc. 3e édition revue et augmentée. 3 vol. in-12 avec 1227 figures intercalées dans le texte.......... 30 fr. »

Traité d'anatomie pathologique, par le docteur LANCEREAUX, professeur agrégé à la Faculté de médecine de Paris, médecin des hôpitaux, etc. Tome Ier, Anatomie pathologique générale. 1 vol. in-8 avec 267 fig. intercalées dans le texte.. 20 fr. »
Cartonné.......... 21 fr. »
— Tome II, première partie, Anatomie pathologique spéciale, Anatomie pathologique des systèmes: 1° système lymphatique. 1 vol. in-8 de 636 p., avec 90 figures intercalées dans le texte. Prix du tome II complet.......... 20 fr. »

Leçons cliniques sur les maladies des organes génitaux internes de la femme, par ALPHONSE GUÉRIN, chirurgien de l'Hôtel-Dieu, etc. 1 vol. in-8 avec 33 figures intercalées dans le texte et 2 planches en chromolithographie. 10 fr. »

Traité théorique et clinique de Percussion et d'Auscultation, avec un appendice sur l'inspection, la palpation et la mensuration de la poitrine, par E.-J. WOILLEZ, médecin honoraire de l'hôpital de la Charité, etc. 1 vol. in 18 avec 101 figures intercalées dans le texte.......... 10 fr. »
Cartonné.......... 11 fr. »

Traité complet d'ophthalmologie, par les docteurs L. DE WECKER et ED. LANDLOT. **Anatomie microscopique,** par les professeurs J. ARNOLD, A. IVANOFF, G. SCHWABE. et W. WALDEYER. Tome Ier, première partie. 1 vol. in-8 avec 146 figures intercalées dans le texte et 2 planches. Prix du tome Ier, complet.......... 16 fr. »
Cet ouvrage remplace la troisième édition du DE WECKER (Prix Chateauvillard).

Leçons cliniques sur les maladies du foie, suivies des leçons sur les troubles fonctionnels du foie, par Charles MURCHISON, professeur de clinique médicale, etc. Traduite sur la seconde édition et annotées par le docteur Jules CYR, lauréat de l'Académie de médecin, médecin consultant à Vichy, 1 vol. in-8 avec 46 figures dans le texte.......... 12 fr. »

Étude médico-légale sur les testaments contestés pour cause de folie, par le Dr LEGRAND DU SAULLE, médecin de la Salpêtrière, etc. 1 vol. in-8.. 9 fr. »

Traité des maladies de l'estomac, par le Dr LEVEN, médecin en chef de l'hôpital Rothschild, etc. 1 vol. in-8.......... 7 fr. »

Guide élémentaire du médecin praticien, par le Dr BUCHHOLTZ. 1 vol. in-18.......... 5 fr. »

Traité de la gastrotomie, par le Dr H. PETIT, sous-bibliothécaire à la Faculté de médecine de Paris, etc., ouvrage précédé d'une introduction par M. le professeur VERNEUIL. 1 vol in-8.......... 6 fr. »

Traité des maladies de la peau, par I. NEUMANN, professeur de dermatologie et de syphilographie à l'université de Vienne, traduit sur la 4e édition, et annoté par les docteurs G. et E. DARIN. 1 vol. in-8 avec 76 figures intercalées dans le texte.......... 13 fr. »

Traité clinique et pratique de la phthisie pulmonaire et des maladies tuberculeuses des divers organes, par le professeur LEBERT, 1 vol. in-8.......... 10 fr. »

Traité d'anatomie générale appliquée à la médecine. Embryogénie, Éléments anatomiques, Tissus et systèmes, par L. CADIAT, professeur agrégé à la Faculté de médecine de Paris, etc., avec une introduction de M. le professeur Ch. ROBIN. Tome 1er, 1 vol. in-8 avec 210 fig. dessinées par l'auteur.......... 13 fr. »

Paris — A. PARENT, imp. de la Faculté de Médecine, r. M.-le-Prince, 29-31.

www.ingramcontent.com/pod-product-compliance
Ingram Content Group UK Ltd.
Pitfield, Milton Keynes, MK11 3LW, UK
UKHW020432180726
13839UKWH00003B/1445

9 782329 167510